BEI GRIN MACHT SICH IHR
WISSEN BEZAHLT

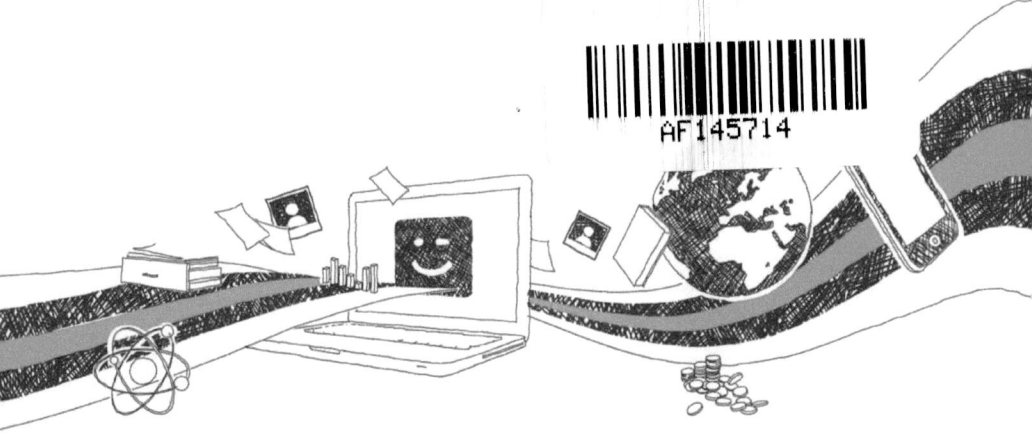

AF145714

- Wir veröffentlichen Ihre Hausarbeit,
  Bachelor- und Masterarbeit

- Ihr eigenes eBook und Buch -
  weltweit in allen wichtigen Shops

- Verdienen Sie an jedem Verkauf

Jetzt bei www.GRIN.com hochladen
und kostenlos publizieren

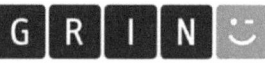

Bibliografische Information der Deutschen Nationalbibliothek:

Die Deutsche Bibliothek verzeichnet diese Publikation in der Deutschen National-
bibliografie; detaillierte bibliografische Daten sind im Internet über http://dnb.d-
nb.de/ abrufbar.

Impressum:

Copyright © 2018 GRIN Verlag
Druck und Bindung: Books on Demand GmbH, Norderstedt Germany
ISBN: 9783668689633

Dieses Buch bei GRIN:

https://www.grin.com/document/412816

Clara Dacharry

Gesundheit im Kontext von Kultur und Heilenden

GRIN Verlag

GRIN - Your knowledge has value

Der GRIN Verlag publiziert seit 1998 wissenschaftliche Arbeiten von Studenten, Hochschullehrern und anderen Akademikern als eBook und gedrucktes Buch. Die Verlagswebsite www.grin.com ist die ideale Plattform zur Veröffentlichung von Hausarbeiten, Abschlussarbeiten, wissenschaftlichen Aufsätzen, Dissertationen und Fachbüchern.

Besuchen Sie uns im Internet:

http://www.grin.com/

http://www.facebook.com/grincom

http://www.twitter.com/grin_com

Universität des Saarlandes   Sommersemester 2017
Philosophische Fakultät
Romanistik

Hausarbeit:

„Gesundheit" im Kontext von Kultur und Heilenden

Clara-S. Dacharry   SoSe 2017

Inhaltsverzeichnis

Abbildungsverzeichnis

I. Einleitung

> Illness means 'what the patient feels when he goes to the doctor'
>
> Disease means 'what he has on the way home from the doctor's office'
>
> Disease, then, is something an organ has; illness is something a man has.
>
> (Helman [1])

Das Thema der Gesundheitslehre ist kein universelles Konstrukt. Vielmehr richtet sich das diesbezügliche Verständnis und der Umgang mit ihr nach der Kultur eines Einzelnen und den ihr zugehörigen traditionellen Denkstrukturen, Normen- und Wertevorstellungen. Diese kulturell bestimmte Auslegung der Gesundheitslehre definiert auch den Stellenwert von „Gesundheit" und „Krankheit" innerhalb der Gesellschaft und bestimmt weiterhin den Umgang mit einer bestimmten Erkrankung. Ferner ausschlaggebend für die Intensität und Ausbreitung von Krankheiten sind zum einen wirtschaftliche Gegebenheiten eines Landes, sowie soziale Strukturen und traditionell festgelegte Verhaltensmuster. Gerade mit psychischen Beschwerden und Erkrankungen wird im Westen ganz anders als im Fernosten umgegangen. Dahingegend wird in der vorliegenden Arbeit das Verständnis von „Gesundheit" und „Krankheit" näher beleuchtet und untersucht, indem eine Gegenüberstellung der traditionellen westlichen Medizin mit der *traditionellen chinesischen Medizin* (TCM) erfolgen wird.

Die vorliegende Arbeit beschäftigt sich mit der Frage, inwieweit kulturbezogene Denkmuster und Verhaltensweisen das Verständnis der Gesundheitslehre beeinflussen und prägen. Die vorliegende Arbeit macht deutlich, dass es sich hierbei nicht um ein starres Konzept handelt, sondern vielmehr, dass kulturübergreifend verschiedene Techniken je nach Casus auch weltweit Anwendung finden können. Zu Beginn der Arbeit (Kap. II) wird das generelle Verständnis von Gesundheit und Krankheit analysiert und konkretisiert.

Anschließend (Kap. III) werden die westlichen und die fernöstliche Medizin vorgestellt. Zunächst wird auf drei der wohl meist bekannten Anwendungsbereiche der westlichen Medizin eingegangen, die *internationale Klassifikation der Funktionsfähigkeit, Behinderung und Gesundheit* (ICF), die Biomedizin und die Biopsychosoziale Perspektive. Im Anschluss daran werden zwei Herangehensweisen der fernöstlichen Medizin vorgestellt, die der TCM und des Ayurveda.

Im darauffolgenden Kapitel (Kap. IV) wird näher auf die kulturell geprägten Unterschiede des Verständnisses über Gesundheit eingegangen. Hierbei wird auf kulturelle Unterschiede zwischen der westlichen Medizin und der TCM hingewiesen. Anknüpfend daran, wird das Konzept von Heilenden bezogen auf Gesundheit thematisiert. Ferner wird das Thema der alternativen Medizin im Westen veranschaulicht. Anschließend wird ein Fallbeispiel zur praktischen Umsetzung der Alternativmedizin

---

[1] Helman, CG.: "Disease versus illness in general practise". In: *Journal of the Royal College of General Practitioners*. London, 1981, S. 548-552.

gegeben.

Schließlich (Kap. V) wird eine abschließende Gegenüberstellung der klassischen Schulmedizin und der TCM geboten. Zudem wird der Zusammenhang von Kultur, Heilende und der westlichen Medizin dargelegt. Im selben Zuge wird aufgrund der aktuellen Entwicklung, der Offenheit gegenüber Alternativmedizin, ein Ausblick über eine mögliche Zukunftsentwicklung der westlichen Medizin gegeben.

II. Definitionen von Gesundheit und Krankheit

II.1 Gesundheit

Allgemein wird Gesundheit als die Abwesenheit von Krankheit erachtet, eine Sichtweise die das medizin-wissenschaftliche Modell der westlichen Welt widerspiegelt. So hat auch die *Weltgesundheitsorganisation* (WHO) im Jahre 1946 Gesundheit als ein „Zustand des völligen körperlichen, geistigen und sozialen Wohlbefindens und nicht nur als die Abwesenheit von Krankheit" [2] definiert. Der Begriff von „Gesundheit" wird jedoch nicht nur in den Gesundheitswissenschaften, sondern auch in vielen anderen wissenschaftlichen Bereichen unterschiedlich beschrieben. Grund hierfür ist, dass viele Wissenschaften ihr eigenes Verständnis von Gesundheit haben und folglich auch verschiedene Schwerpunkte vertreten. So spiegelt sich in der Medizinsoziologie mehr der soziale Aspekt wider, während in der Definition beispielsweise der WHO das gesamte Menschenbild betrachtet wird.

Gesundheitswissenschaftler wie Jürgen von Troschke vertreten generell den Standpunkt, dass Gesundheit ganzheitlich als eine „somatische, psychische und soziale Fähigkeit zur Lebensgestaltung und -bewältigung" [3] zu betrachten ist, da sie durch unterschiedliche Faktoren beeinflusst werden kann. Laut von Troschke müssen sowohl die Einflussfaktoren als auch deren Wechselwirkungen, in Bezug auf die Gesundheit, Berücksichtigung finden. Diese Einflussfaktoren können in drei Kategorien unterteilt werden:

- Individuelle Faktoren: physisch, psychisch, sozial
- Gesellschaftsstrukturelle Faktoren: Frieden, Einkommen, Integration/Ausgrenzung
- Umweltbedingte Faktoren: Wohnverhältnisse, Verkehr, ...

Klaus Hurrelmann zufolge ist ein Mensch dann gesund, wenn sich die sogenannten „Ressourcen", wie

---

[2] Erklärung vom Alma-Ata, 1948, Absatz I, S. 1.
[3] Troschke, J. v.: „Prävention und Gesundheitsförderung: Synonyme, Ergänzungen oder unterschiedliche Paradigmen?" In: Troschke, J. v. u.a. (Hg.): *Die Bedeutung der Ottawa Charta für die Entwicklung einer Public Health in Deutschland*. Freiburg, 1996, druckwerkstatt-im-grün, S. 104-119.

Risiko- und Schutzfaktoren, im Gleichgewicht befinden. Dieses Equilibrium gilt es zu erhalten, beziehungsweise immer wieder herzustellen.[4] Somit ist Gesundheit nicht etwa ein Wunsch oder ein Lebensziel, sondern vielmehr ein wesentlicher Bestandteil des alltäglichen Lebens.

Eine bekannte Definition von Talcott Parson aus der Medizinsoziologie lautet „Gesundheit ist ein Zustand optimaler Leistungsfähigkeit eines Individuums, für die wirksame Erfüllung der Rollen und Aufgaben, für die es sozialisiert worden ist."[5] Im Sinne dieser Definition wird der Mensch als Leistungswesen angesehen; Erst zu dem Zeitpunkt, an dem er seine Leistungen nicht mehr erbringen kann, wird er als „krank" beziehungsweise als „nicht mehr gesund" erachtet. In der heutigen Gesellschaft wird entgegen dieser Definition der Mensch auch dann als gesund bezeichnet, wenn er sich unwohl und/oder krank fühlt, solange er Leistung erbringen kann. Grund dafür ist die starke Belastungszunahme durch verlängerte Arbeitszeiten und Stress am Arbeitsplatz. Deswegen spielen auch in der heutigen Gesellschaft sowohl der psychische Zustand als auch das soziale Umfeld eine wichtige Rolle.[6]

Neben den vielzähligen Definitionen über Gesundheit erweitern den Gesundheitsbegriff verschiedene Theorien, wie etwa die der Pathogenese oder der Salutogenese. Immer größeren Einfluss gewinnen auch die Theorien zu Gesundheitsressourcen oder Präventionen.

Die *Pathogenese* ist der Vorgänger der Salutogenese. In dieser richtet sich der Gesundheitsbegriff konkret nach der Krankheit und ihrer Entstehung.[7] Hierbei geht es darum, mehr über Krankheiten selbst und darüber hinaus mehr über ihren Ursprung zu erfahren. Die Frage nach dem Gesundheitsbegriff ist hier nicht mit inbegriffen, der in der heutigen Gesellschaft jedoch zentral ist. Neben der klassischen pathogenetischen Sichtweise welche die Entstehung von Krankheiten zu erklären versucht gibt es weitere Konzepte. Diese widmen sich vielmehr der Fragestellung warum es manchen Personen besser als anderen gelingt, ihre Gesundheit zu erhalten oder mit Belastungen in Form von Stress zurecht zu kommen.

Die wohl meist verbreitete Theorie ist die der *Salutogenese* nach Antonovsky[8]. Der israelische Medizinsoziologe Aaron Antonovsky war wohl seinerzeit einer der radikalsten Kritiker der pathogenetischen Denkweise.[9] Die Salutogenese beschreibt den Gesundheitsstatus als Gegenteil von

---

[4] Hurrelmann, K.: *Gesundheitssoziologie: Eine Einführung in sozialwissenschaftliche Theorien von Krankheitsprävention und Gesundheitsförderung*. Weinheim/München, 2003, 5. Auflage.
[5] Parsons, T.: "Definition von Gesundheit und Krankheit im Lichte der Wertbegriffe und der sozialen Struktur Amerikas". In: Mitscherlich, A./Brocher, T./von Mehring, O./Horn, K. (Hrsg.): *Der Kranke in der modernen Gesellschaft*. Frankfurt a.M., 1984, S. 57-58.
[6] Die Techniker (Hg.): *Entspann dich, Deutschland! TK-Stressstudie 2016*. Hamburg, 101142 10/2016, S. 10.
[7] Kolip, P: *Gesundheitswissenschaften: Eine Einführung*. Weinheim, Juventa Verlag, 1. Auflage, 2002, S. 198.
[8] Bengel, J.: *Was erhält Menschen gesund? Antonovskys Modell der Salutogenese – Diskussionsstandart und Stellenwert*. Köln, 2001, BZgA, Band 6.
[9] Antonovsky, A.: „Gesundheitsforschung versus Krankheitsforschung". In: Franke, A./Broda, M. (Hg) *Psychosomatische*

Kranksein. Zudem wird Gesundheit als eigenständiger Zustand und unabhängig von „Kranksein" angesehen. Die Salutogenese stellt im Rahmen ihrer Theorie zwei Pole gegenüber, zwischen denen sich der Mensch ein Leben lang hin und her bewegt[10]: Einerseits das Gesundsein und Wohlbefinden, andererseits das Kranksein und Unwohlsein. Diese beiden Gegenpole werden in der Salutogenese als Ressourcen und Risiken verstanden. Die beiden Aspekte werden als *Determinanten* bezeichnet, die die Eigenschaften oder auch Zustände beschreiben, die vom Menschen direkt beeinflussbar sind oder von der Gesellschaft geformt werden können. Die Determinanten werden auf die soziale Gesundheit bezogen.[11] Ein Beispiel hierfür wäre die Arbeitslosigkeit: Diese kann als gesundheitliche Ressource angesehen werden, da der arbeitslose Mensch dem Arbeitsstress fortan nicht mehr unterliegt und sich von da an sich selbst, seiner Familie und Freunde widmen kann. Andererseits jedoch kann die Arbeitslosigkeit auch als ein Risiko gewertet werden, da sich oftmals beim arbeitslosen Menschen ein Gefühl der Nutzlosigkeit einstellt das die Gesundheit negativ beeinflussen kann. Für die angewandte Gesundheitswissenschaft sind diese konträren Determinanten ausschlaggebend im Hinblick auf Präventionsmaßnahmen, eine neue Sichtweise der Gesundheitsforschung. In der *Prävention* geht es darum, Ursachen, die zum Kranksein führen, frühzeitig zu erkennen und möglichst effektiv zu unterbinden. Die Theorie der *Gesundheitsressource* geht der Fragestellung nach, was den Menschen gesund hält, oder auch gesundwerden lässt. Somit sind mit Gesundheitsressourcen Einflussfaktoren gemeint, die die Gestaltung des eigenen Lebens als eine wichtige Ressource der Gesundheit interpretieren.[12]

Momentan sind krankmachende Gesundheitsrisiken, wie z.B. die des Rauchens, bekannter als gesundmachende Gesundheitsressourcen. Somit tragen die Theorien nicht dazu bei, den Gesundheitsbegriff eindeutig zu identifizieren, und so verbleibt er weiterhin sehr vielschichtig.

II.2 Krankheit

Ähnlich wie in der Gesundheitslehre gibt es verschiedene Ansätze in Bezug auf Krankheit. Im Folgenden sollen einige Begriffserklärungen erläutert werden. Mit Bestimmtheit lässt sich aus den bisherigen Definitionen von Gesundheit ableiten, dass Kranksein nicht zwangsläufig bedeutet eine Krankheit zu haben. Krankheit ist zwar ein gesetzlich nicht definierter, jedoch ein von der Rechtsprechung laut §27 SGB V. klar bestimmter Begriff des Sozialversicherungsrechts. Dahingehend

---

Gesundheit. Versuch einer Abkehr vom Pathogenese Konzept. Tübingen (DGVT), 1993.
[10] Blättner, B./Waller, H.: *Gesundheitswissenschaften: Eine Einführung in die Grundlagen, Theorie und Anwendung.* Stuttgart, Kohlhammer Verlag, 5. Auflage, 2011, S. 18.
[11] Ebenda, S. 89.
[12] Blättner, B./Waller, H.: *Gesundheitswissenschaften: Eine Einführung in die Grundlagen, Theorie und Anwendung.* Stuttgart, Kohlhammer Verlag, 5. Auflage, 2011, S. 90.

ist Krankheit ein aberranter Körper- oder Geisteszustand, der ein Eingreifen in Form von ärztlicher Behandlung erfordert. Dieser Zustand kann Arbeitsunfähigkeit bewirken. Die Ursache des Leidens ist hier jedoch ohne Belang. Es kann sich also z.B. um einen Geburtsfehler oder auch einen Infekt handeln.[13]

Ein weiteres Konzept ist das rein medizinische Krankheitsmodell. Bei diesem werden die Fehlfunktionen des Organismus als Auslöser einer Krankheit angesehen. Die Ursachen für diese Dysfunktion sind in diesem Rahmen irrelevant. Ferner besagt dieses Modell, dass es einen direkten Zusammenhang zwischen Ursache und Wirkung gibt, in dem der Mensch ein Symptom äußert, das auf eine Krankheit schließen lassen kann. Dahingehend wird von Schmidt und Unsicker Krankheit „als [...] das Vorliegen von Symptomen und/oder Befunden bezeichnet, die als Abweichung von einem physiologischen Gleichgewicht oder eine Regelgröße (Norm) interpretiert werden können und die auf definierte Ursachen innerer oder äußerer Schädigungen zurückgeführt werden können." [14]

Public Health, ein anwendungsorientiertes Fachgebiet, das sich mit der öffentlichen Gesundheit befasst, versteht Gesundheit und Krankheit nicht als ein starres Konzept, sondern vielmehr als nicht klar voneinander trennbare Zustände. Die *gesetzliche Krankenversicherung* (GKV) schreibt dem Krankheitsbegriff die Funktion zu, in einem Versicherungsfall eine Krankheit bestimmen und darüber hinaus Verbindlichkeiten der Krankenversicherung gegenüber dem Versicherten auslösen zu können.[15] Im Gegensatz zu der Definition der Gesundheitslehre der WHO versteht die GKV diese nicht als Maßstab. Zusammenfassend, wird Krankheit in der Medizin als Abweichung von Gesundheit oder Wohlbefinden verstanden.

III. Westliche und fernöstliche Medizin

Das bisher wiedergegebene Bild der Gesundheitslehre spiegelt hauptsächlich die Ansichten der westlichen Medizin wider, wie diese verstanden, gelehrt und praktiziert wird. Im Folgenden wird kurz auf drei verschiedene Anwendungsbereiche der westlichen Medizin eingegangen, die der ICF, der Biomedizin und der Biopsychosozialen Perspektive. Diese drei Ansätze sind in der westlichen Medizin weit verbreitet. Im Anschluss daran werden zwei Abbildungen vorgestellt, die diese Anwendungsbereiche detaillierter darstellen sollen. Anschließend wird eine weitere Sicht- und Herangehensweise in Bezug auf die Gesundheitslehre vorgestellt, die der fernöstlichen Medizin. Diese

---

[13] Springer Gabler Verlag (Hg.), Gabler Wirtschaftslexikon, Stichwort: „Krankheit".
[14] Schmidt, R. F./Unsicker, K.: *Lehrbuch Vorklinik, Tl.D.: Medizinische Psychologie und Medizinische Soziologie.* Köln, Deutscher Ärzte-Verlag, 2003.
[15] Aufgaben und Organisation der GKV. 2017.

bietet eine völlig andere Perspektive mit jedoch dem gleichen Ziel wie dem der westlichen Medizin, nämlich den Zustand des Gesundsein zu wahren und gegebenenfalls wiederherzustellen.

III.1 Westliche Medizin

III. 1.1 Die ICF

Die ICF prägt in der westlichen Medizin den Begriff der funktionalen Gesundheit wie kein anderer. Sie stellt eine vereinfachte Sprache für die Beschreibung der Funktionsfähigkeit und des Gesundheitszustandes einer Person dar und kann auch Außenstehenden das Verständnis vom Krankheitsbild einer Person erleichtern. Darüber hinaus fungiert sie als systematisches Verschlüsselungssystem für Gesundheitsinformationssysteme, welche Datenvergleiche selbst zwischen verschiedenen Disziplinen des Gesundheitswesens eines Landes ermöglicht. Dieses Verschlüsselungssystem kann ebenfalls auf internationaler Ebene genutzt werden. Insgesamt kann die ICF das Verständnis von der Komplexität und Vielfältigkeit von Gesundheit und Krankheit vertiefen und somit Unterstützung im Gesundungsprozess für Betroffene leisten.[16]

III. 1.2 Die Biomedizin und Biopsychosoziale Perspektive

Für die Weiterentwicklung und Umstrukturierung des Gesundheitssystems ist die Sichtweise der Gesellschaft im Hinblick auf die Gesundheitslehre mitbestimmend. Deshalb sind auch Kenntnis und Auseinandersetzung mit ihren grundlegenden Konzepten sehr wichtig. Durch die sich stetig verändernden gesellschaftlichen Rahmenbedingungen und Krankheitsspektren kommt es jedoch immer wieder zu einem Wandel hinsichtlich der Betrachtungsweise von Gesundheit und Krankheit. Die Konzepte, die sich daraus ergeben, haben unmittelbare Konsequenzen auf das Verhalten von im Gesundheitswesen tätigen Personen. Prinzipiell geht die biopsychosoziale Sichtweise davon aus, dass Gesundheit und Krankheit zwei entgegengesetzte Pole eines Kontinuums sind, zwischen denen sich jede Person permanent hin und her bewegt.[17] Im Folgenden wird zunächst unter Anwendung des ICF-Modells eine Fallstrukturierung vorgestellt über die Darstellung der Interaktion von Gesundheitsproblemen, indem sowohl auf den Grad sowie auf das Ausmaß der individuellen Funktionsfähigkeit am Fallbeispiel eines 13-jährigen eingegangen wird. Danach werden die biomedizinischen[18] und -psychosozialen Sichtweisen hierzu dargestellt.

---

[16] Deutsches Institut für Medizinische Dokumentation und Information (Hg.): *ICF. Internationale Klassifikation der Funktionsfähigkeit, Behinderung und Gesundheit*. Neu-Isenburg, MMI, 2005.
[17] Pauls, H.: „Das biopsychosoziale Modell – Herkunft und Aktualität Resonanzen". In: E-Journal für Biopsychosoziale Dialoge in Psychotherapie, Supervision und Beratung. Coburg, 01/2013, S. 15-27.
[18] Morgenstern, U./Kraft, M. (Hg.): „Entwicklungstendenzen der Biomedizinischen Technik". In: *Biomedizinische Technik - Faszination, Einführung, Überblick*. Berlin, 2014, Walter de Gruyter, Band 1, S. 511-526.

Laut der ICF[19] gilt eine Person dann als funktional gesund, wenn die drei Konzepte „Körperfunktionen und -strukturen" - „Aktivitäten" - „Teilhabe/Partizipation" anerkannten Normen entsprechen. Diese sollen allgemein für Menschen ohne Gesundheitsprobleme geltend sein. Dabei stellen Körperfunktionen physiologische Funktionen des Körpersystems dar und beinhalten sowohl den geistigen als auch den seelischen Bereich.[20] Mit Körperstrukturen sind die anatomischen Teile des Körpers gemeint. Der Begriff der *Aktivität* meint die Durchführung einer Handlung bzw. einer durch eine Person gestellten Aufgabe und repräsentiert die gesellschaftliche Perspektive der Funktionsfähigkeit. Das Konzept der *Teilhabe* oder *Partizipation* repräsentiert die gesellschaftliche Perspektive der Funktionsfähigkeit und bezieht sich auf das Einbeziehen einer Person in einer bestimmten Lebenssituation. Zusätzlich zu diesen Herangehensweisen müssen auch umwelt- und personenbezogene Faktoren miteinbezogen werden. Erstere können als Hindernis oder Unterstützung wirken und beinhalten die materielle, soziale und einstellungsbezogene Umwelt. Personenbezogene Faktoren können z.B. Alter, Geschlecht, Erziehung oder Gewohnheiten implizieren. Durch diese Einordnung zeigt das Modell der ICF zum einen das komplexe Zusammenwirken der verschiedenen Bereiche, die oftmals zusammenhängen, zum anderen die vielfältigen Zugänge zur Analyse eines Gesundheitsproblems und somit auch mögliche Interventionsstellen auf.[21]

Das biomedizinische/biopsychosoziale Modell[22] trennt die Begriffe Gesundheit und Krankheit ganz klar voneinander. Eine Krankheit entsteht demnach dann, wenn so genannte *Noxen* (schädliche Einflüsse) auf den Organismus einwirken. Dabei wird zwischen verschiedenen Arten von Noxen unterschieden: Chemische (z.B. Gifte), physikalische (z.B. Überbelastung) und biologische (z.B.: Bakterien, Gene). Ein Bestandteil des Modells ist die *Ätiologie*. Darunter versteht man die Lehre von Krankheitsursachen. Die *Pathogenese* dagegen beinhaltet die Entstehung und den Verlauf einer akuten oder chronischen Erkrankung, welche in einer vollständigen Heilung, beziehungsweise Wiederherstellung aller Funktionen, einer Defektheilung, beziehungsweise Teilwiederherstellung aller Funktionen oder dem Tod enden kann. Das Verständnis des biomedizinischen/biopsychosozialen Krankheitsmodells bezieht sich also auf ein dichotomes (gesund versus krank) und pathogenetisches (Krankheit und Verlauf) Modell und eignet sich somit für klar umschriebene Krankheitsbilder, wie Infektionskrankheiten. Im Gegensatz zum ICF-Modell werden hier soziale Ursachen und Risikofaktoren außer Acht gelassen, es wird sich einzig und allein auf die Krankheit konzentriert. Dieses Modell wird vor allem in der traditionellen westlichen Medizin verwendet.

---

[19] Vgl. S. 17, Abb. 1: Fallstrukturierung: Verwendung der ICF-Komponenten.
[20] Deutsches Institut für Medizinische Dokumentation und Information (Hg.): *ICF. Internationale Klassifikation der Funktionsfähigkeit, Behinderung und Gesundheit*. Neu-Isenburg, 2005, MMI.
[21] *Fallstrukturierung unter Verwendung der ICF-Komponenten.* In: „Krankheitsmodell für die Versorgung im 21. Jahrhundert: Psychosoziales Umfeld einbeziehen", Dtsch. Arztebl., 2017.
[22] Vgl. S. 17, Abb. 2: Das Biomedizinische und Biopsychosoziale Krankheitsmodell.

III.2 Fernöstliche Medizin, ein Vergleich:

Traditionelle Chinesische Medizin und die Lehren des Ayurveda

Ganz andere Schwerpunkte setzt dagegen die fernöstliche Medizin. Die TCM und die Ayurveda-Medizin stellen zwei der ältesten ganzheitlichen Medizinsysteme der Menschheit dar.[23] Ein zentraler Gedanke in beiden Systemen ist der Leitsatz „die Mitte stärken". Die Mitte bezieht sich hier auf das Verhalten, beziehungsweise, dass man das richtige Maß für seine Lebensweise findet, indem man Extreme im Ernährungsverhalten, der Lebensführung oder des Geisteszustandes vermeidet. Körperlich gesehen, bezieht sich diese Mitte auf Organe wie den Magen oder die Milz, die aus chinesischer Perspektive für die Bildung von Energie aus der Nahrung zuständig sind.

Die Ayurveda-Medizin bedient sich der Fünf-Elemente-Lehre.[24] Diese besteht aus den *fünf Elementen* (Mahabutas) Äther, Luft, Feuer, Wasser und Erde, aus den *Haupt-* und *Nebengewebe* (Dhatus und Upadathus), sowie aus *Abfallprodukte* (Malas).[25] Die Fünf-Elemente-Lehre setzt sich aus strukturgebenden und funktionellen Aspekten zusammen. Mit diesem strukturellen Denken steht sie der westlichen Medizin näher als die TCM, die alles Leben als ein Energiegefüge ansieht, das sich stetig in Wandlung befindet. Aus diesem Grund lassen sich viele ayurvedische medizinische Konzepte auch „schulmedizinisch" erklären, während dies bei der TCM nicht der Fall ist. In der Lehre des Ayurveda werden alle körperlichen Strukturen, wie das Gewebe, von verschiedenen einzelnen Elementen gebildet. Grobe und feine *Srotas* (Zirkulationskanäle) fungieren als Leitbahnen. Das Funktionsprinzip innerhalb des Körpers erfüllen die drei *Doshas* (Urenergien)[26]. Diese werden Vatta[27], Pitta[28], Kapha[29] und Agni[30] genannt. Die TCM kennt hingegen keine Elemente in diesem strukturierten Sinne. Sie unterscheidet die fünf Elemente Holz, Feuer, Erde, Metall und Wasser als Wandlungsphasen eines Zyklus[31][32]. Von diesen ausgehend, lassen sich z.B. verschiedene Jahreszeiten, Farben oder Prinzipien mit den verschiedenen „Organen" assoziieren.[33] Somit sind alle Phasen netzartig miteinander verbunden, da jede Phase die jeweilige nächste hervorbringt. In der TCM werden die Zusammenhänge dieser Phasen miteinander betrachtet, um so die natürliche Harmonie wiederherzustellen. Ein weiterer wichtiger Unterschied zur westlichen Medizin ist, dass die TCM

---

[23] Vgl. S. 18, Abb. 3: Therapieverfahren der Traditionellen Chinesischen Medizin und der Ayurveda Medizin im Vergleich.
[24] Vgl. S. 18, Abb. 4: Fünf Wandlungsphasen/Elemente in den Geschmacksrichtungen nach der Lehre des Ayurveda.
[25] Ranade, S.: *Ayurveda: Wesen und Methodik*. Stuttgart, Karl F. Haug Verlag, 2. Auflage, 2004, S. 30ff.
[26] Schrott, E./Schachinger, W.: *Handbuch Ayurveda: Grundlagen und Anwendungen: die traditionelle indische Heilweise umfassend und praxisnah erklärt*. Stuttgart, Karl F. Haug Verlag in MVS Medizinverlage GmbH&Co. KG, 2005, S. 27-28.
[27] Vata: Energieprinzip. Vata sind die Elemente Äther und Luft zugeordnet.
[28] Pitta: Energieprinzip. Pitta ist das Element Feuer zugeordnet.
[29] Kapha: Energieprinzip. Kapha sind die Elemente Wasser und Erde zugeordnet.
[30] Agni: Verdauungs- und Stoffwechselfeuer
[31] Greten, J.: *Kursbuch traditionelle chinesische Medizin: TCM richtig verstehen und anwenden*. Stuttgart/New York, Georg Thieme Verlag, 2. Auflage, 2007, S. 34-35.
[32] Jänicke, C./Grünwald, J.: *Alternativ heilen: Kompetenter Rat aus Wissenschaft und Praxis – Methoden, Anwendungen, Selbstbehandlung*. München, GU Verlag, 2006, S. 170-173.
[33] Vgl. S. 19, Abb. 5: Fünf-Elemente-Lehre nach der TCM.

anstelle von Organen/Gewebe vielmehr die Begrifflichkeiten Funktionskreise/Schichten verwendet.

Die TCM besteht weitestgehend aus fünf therapeutischen Säulen: Akupunktur (mit Moxibustion, der Erwärmung von Akupunkturpunkten), die chinesische Arzneimitteltherapie (wie Phytotherapie), die chinesische Massagetechnik Tuina, die Bewegungstherapie Tai-Chi und Qi-Gong, sowie Ernährung und Lebensstil.[34] Weitere wichtige Auffassungen der TCM stellen die Konzepte von Yin und Yang sowie das Verständnis des Qi dar. Yin und Yang[35] repräsentieren zwei entgegengesetzte Kräfte in der Natur, die miteinander agieren und an fünf Grundregeln gebunden sind[36]. Überwiegend werden sie mit den weiblichen und männlichen Prinzipien verglichen, wobei Yin das weibliche oder auch lunare und Yang das männliche oder auch solare Prinzip darstellen. Das dynamische Gleichgewicht beider Kräfte garantiert Gesundheit – Yin wird als Mangel oder Leere, Yang wird als Überschuss oder Fülle bezeichnet. Folglich wird im Krankheitsfall entweder der Mangel beseitigt oder der Überschuss verringert. Qi[37] ist ein weiterer wichtiger Begriff der TCM. Es meint die Essenz, die alles durchdringt oder durchströmt. Das Qi bewegt sich in Leitbahnen, die Meridiane genannt werden. Auf diesen Bahnen befinden sich Kraftpunkte, durch die das Qi fließt[38]. Gerät dieser Fluss aus dem Gleichgewicht, kommen verschiedene Drucktherapien wie Akupunktur und Moxibustion zum Einsatz[39].

Die Diagnostik beider Systeme, sowohl der TCM als auch der Lehre des Ayurveda, besteht aus der ausführlichen Erfassung von körperlichen Untersuchungen. Beide haben jeweils eigene Interpretationsmodelle. Die drei bekanntesten traditionellen Verfahrensweisen sind die Pulspalpation, Zungen- und Antlitz-Inspektion.[40] Nicht nur die Diagnostikverfahren beider Systeme weisen große Parallelen auf. Auch in Bezug auf die Vorgangsmethodik bei der Therapie ähnlich sich beide sehr. Die wichtigsten Prinzipien der TCM lassen sich mit denen der Ayurveda Medizin wie folgt vergleichen:

- *Yin*   mit   *Kapha*

- *Yang*   mit   *Pitta*

- *Qi*   mit   *Vata*

Abschließend lässt sich hinsichtlich der TCM und der Lehren des Ayurveda feststellen, dass es sich hierbei um zwei große Medizinkulturen handelt. Beide Systeme sind noch heute aktuell und werden weltweit praktiziert. Sie stellen eine valide Alternative zur traditionellen westlichen Medizin dar.

---

[34] Greten, J.: *Kursbuch traditionelle chinesische Medizin: TCM richtig verstehen und anwenden.* Stuttgart/New York, Georg Thieme Verlag, 2. Auflage, 2007, S. 33ff.
[35] Ebenda, S. 33.
[36] Vgl. S. 19, Abb. 6: Die fünf Grundregeln von Yin und Yang.
[37] Qi: Lebensenergie
[38] Greten, J.: *Kursbuch traditionelle chinesische Medizin: TCM richtig verstehen und anwenden.* Stuttgart/New York, Georg Thieme Verlag, 2. Auflage, 2007, S. 154.
[39] Moxibustion: Spezielle Massage-Therapie der TCM: Vorgang der Erwärmung von speziellen Punkten des Körpers.
[40] Jänicke, C./Grünwald, J.: *Alternativ heilen: Kompetenter Rat aus Wissenschaft und Praxis – Methoden, Anwendungen, Selbstbehandlung.* München, GU Verlag, 2006, S. 174.

IV. Kultur und Heilende

IV.1 Kultur, bezogen auf das Konzept „Gesundheit"

Am 16.11.2010 wurde die Akupunktur von der *Organisation der Vereinten Nationen für Bildung, Wissenschaft und Kultur* (UNESCO) in die Liste des so genannten „Immateriellen Weltkulturerbes" aufgenommen.[41] Damit bezog die UNESCO Stellung in der strittigen Grundfrage „Ist Akupunktur Kultur oder Medizin?" und löste weltweit eine Empörungswelle aus, da dadurch die Weiterentwicklung der Akupunktur und ferner auch der Versuch sie wissenschaftlich zu fundieren zum Stillstand gebracht wurden.[42] Sowohl das Verständnis zu Gesundheit und Krankheit als auch das Wissen über Behandlung, Pflege und Medizin sowie ferner das Wissen von Heilenden und Pflegenden sind ohne den konsequenten Einbezug der Kultur unvorstellbar: Kultur ist ein vom Menschen geschaffenes Gut, über das sich soziale/kulturelle Gruppen der Menschheit definieren. Kultur wird auch genutzt um sich zwischen verschiedenen Gruppierungen zu differenzieren (Subkultur).[43] Der Zusammenhang zwischen Gesundheit, Krankheit und Kultur wurde sehr lange vorwiegend in der Medizinethnologie und Ethnomedizin erforscht. Beachtung hierbei erfuhren überwiegend sogenannte „exotische Behandlungspraktiken", also Ansätze, die aus der Sicht der klassischen Schulmedizin als „fremde Vorstellungen" von Krankheit galten.[44] Lange Zeit über war es üblich die Medizin des Westens als kulturunabhängig anzusehen, eine Ansicht, die heute längst als überholt gilt. Tatsächlich ging auch die klassische Schulmedizin aus bestimmten historischen, sozialen und kulturellen Bedingungen hervor. Wie andere kulturbedingte Systeme auch ist die westliche Medizin kein einheitliches oder gar geschlossenes Denkgebäude. Vielmehr zeugt sie von einer kontinuierlichen Entwicklung und Anpassung an das Wissen und die Entdeckungen der jeweiligen Zeit. Darüber hinaus befindet sich das Verständnis von dem Zusammenhang zwischen Gesundheit-Krankheit-Kultur im Wandel. In der Medizin gehören Begegnungen mit anderen Kulturen mittlerweile zur alltäglichen Praxis. Neben sprachlichen Barrieren existieren auch oft kulturelle Blockaden gegenüber dem Verständnis vom Umgang mit Krankheit. Der Zusammenhang von Gesundheit-Krankheit-Kultur wird unterdessen in mehreren wissenschaftlichen Disziplinen und Fachgebieten aus unterschiedlichen Motivationen und Perspektiven diskutiert. Im Hintergrund steht dabei immer wieder die Frage nach Ziel und Ausgangspunkt.[45]

---

[41] UNESCO (Hg.): „Acupuncture and moxibustion of traditional Chinese medicine". 2010.
[42] Ärzte Zeitung online (Hg.): „TCM-Ärzte empört über Akupunktur als *immaterielles Weltkulturerbe*".
[43] Springer Gabler Verlag (Herausgeber), Gabler Wirtschaftslexikon, Stichwort: „Subkultur".
[44] Tuschinsky, C.: „Warum Gesundheit und Kultur?". In: *Der Mensch 44*. 2012, S. 7.
[45] Ebenda.

IV.2 Heilende, bezogen auf das Konzept „Gesundheit"

Oftmals wird der Begriff des Heilers voreilig mit dem des Scharlatans assoziiert, da einige „Heilkundige" ihre Fähigkeiten und Kenntnisse nur vortäuschen und so das Vertrauen ihrer Patienten missbrauchen um für sich selbst lukrative Geschäfte abzuschließen.[46] Tatsächlich stammt dieser Begriff aber aus der Ethnomedizin. Er bezeichnet eine Person, die sich mit der Heilkunst ausschließlich ihres eigenen kulturbedingten Systems beschäftigt, wie spirituelle Heiler in der chinesischen Kultur.[47] Im Westen werden darunter Angehörige von Heilberufen wie Ärzte, Hebammen oder Heilpraktiker verstanden. Demnach sind Heilende also solche Personen, die unter Anwendung der Praktiken und des Wissens ihres jeweiligen Kulturkreises den Gesundheitszustand ihrer Patienten wiederherzustellen versuchen und das Kranksein/Unwohlsein bekämpfen. Einige Heiler wenden Praktiken an, die im westlichen Sinne als nicht erwiesen erachtet werden. Ihre Wirkung ist abhängig von Patient, Heiler, Behandlungsmethode und Kulturkreis. Im Folgenden werden solche alternativ-medizinischen Ansätze behandelt.

IV.3 Alternativmedizin

Immer häufiger wird im Zusammenhang mit der Behandlung von Beschwerden und Krankheiten nach Alternativen zur klassischen Schulmedizin oder chemisch hergestellten Medikamenten gesucht. Mittlerweile existieren diverse Varianten der so genannten Alternativmedizin. Die im Westen entwickelten und vorwiegend bekannten Therapien sind Homöopathie, Bachblütentherapie und Schüßler-Salze.[48] Eine weitere mittlerweile weit verbreitete Alternative stellt auch die TCM dar.[49] Diese wurde vor allem durch die Akupunktur bekannt, als am 19.4.1972 im Fernsehen eine Mandelentfernung mittels Akupunktur-Schmerzausschaltung durchgeführt wurde. In Folge dessen öffnete sich der Westen auch für weitere alternativ-medizinische Behandlungsmethoden.[50] Im Folgenden wird auf den Prozess des Heilens eingegangen.

Tatsache ist, dass kaum ein Patient heute noch dem Leistungsvermögen der klassischen Schulmedizin entsagen möchte. Die Alternativmedizin kann jedoch ebenfalls wirkungsvolle Resultate erzeugen und findet deswegen auch in zunehmendem Maß Beachtung. Der wohl größte Unterschied zwischen der

---

[46] Jancik, J.M.: „Krankheit und der Weg aus der Krankheit". In: Betriebliches Gesundheitsmanagement. Wiesbaden, Gabler Verlag, 2002, S. 48.

[47] Tuschinsky, C.: „Warum Gesundheit und Kultur?". In: Der Mensch 44. 2012, S. 7.

[48] Broy, J.: Die biochemische Heilmethode Dr. med. Wilhelm Schüßlers. Augsburg, Foitzick-Verlag, 3. Aufl., 2009.

[49] Vgl. S. 21, Abb. 8: Anwendung der traditionellen chinesischen Medizin im Westen.

[50] Vgl. S. 20, Abb. 7: Alternativmedizin: ein kurzer Überblick.

traditionellen Schulmedizin und der Alternativmedizin liegt darin, dass letztere nicht im Sinne der westlichen Medizin, „wissenschaftlich abgesichert" ist.[51] Heilen ist ein Prozess, der keineswegs klar definiert wird, da es dafür weder eine allgemeingültige noch eine allgemein akzeptierte Definition gibt. Das Verständnis dieses Konzepts wird zudem durch die verschiedenen ihm zugeschriebenen Bedeutungen erschwert. Heilen kann zum einen als „gesund machen" verstanden werden. Zum anderen kann „Heilen" aber auch als „wieder gesund werden" aufgefasst werden.[52] Heilen in einem erweiterten Sinn umfasst neben dem einfachen Behandeln/Therapieren auch das Kurieren. Letzteres wiederum beinhaltet auch das Sich-sorgen, Trösten und Begleiten eines Patienten. Bernhard Lown definiert Heilen als eine ärztliche Tätigkeit, die sich auf ein z.b. krankes Organsystem bezieht.[53] Das Ziel einer kompetenten Behandlung ist stets eine Erkrankung zu heilen, zu verhüten, aufzuhalten oder zu verbessern. Somit ist der Begriff des Heilens nicht von vornerein negativ belastet. Heilen, qua einer Behandlung mit dem Ergebnis einer vollständigen Gesundung des Patienten, ist in der westlichen Medizin jedoch nur selten möglich, da nicht alle Krankheiten heilbar sind. Dies ist der Fall bei zum Beispiel chronischen Erkrankungen oder mit Demenz verbundene Krankheiten (beispielsweise Alzheimer), die meistens als sogenannte Zivilisationskrankheit bezeichnet werden.[54] Somit kann Heilen als Therapieren bezeichnet werden mit dem Ziel einerseits zur vollständigen Beseitigung von Krankheit, andererseits zur Wiederherstellung der Gesundheit zu führen. Heilen besetzt folglich innerhalb der westlichen Medizin ein schmales Segment ärztlichen Handelns.

Im Folgenden wird anhand eines Fallbeispiels die Anwendung von Alternativmedizin demonstriert. Wer an einer chronisch-entzündlichen Darmerkrankung (morbus crohn/colitis ulcerosa) leidet, kann dank alternativer Therapien sein Wohlbefinden steigern und so auch mögliche Nebenwirkungen von Medikamenten reduzieren. Eine mögliche Behandlungsmethode hierfür ist die Akupunktur als sinnvolle Ergänzung zur schulmedizinischen Behandlung. Weiterhin kann diese Behandlung mittels Moxibustion bei leichten bis mittelgradigen Krankheitsbild Linderung verschaffen, indem die Abstände zwischen den Krampfanfällen verlängert werden. Weiterhin können Probiotika in Phasen ohne Beschwerden (Remissionsphasen) anstelle von Aminosalizylaten genutzt werden. Beide haben zum Ziel den nächsten Schmerzanfall möglichst lange hinauszuzögern. Fernerhin können bei colitis ulcerosa Pflanzenpräparate der TCM genutzt werden, wie etwa das Präparat *Jiang Pi Ling*. Alternativ können auch Entspannungsmethoden, wie Meditation, oder regelmäßige Entspannungsübungen, wie z.B. autogenes Training oder progressive Muskelentspannung, dabei helfen Krampfanfälle zu verringern.[55]

---

[51] Techniker Krankenkasse (Hg.): „Alternativmedizin – was ist das eigentlich?". 09.10.2017.
[52] Helman, CG.: "Disease versus illness in general practise". In: *Journal of the Royal College of General Practitioners*. London, 1981, S. 548-552.
[53] Lown, B.: *Die verlorene Kunst des Heilens*. Stuttgart, Schattauer, 2. Ausgabe, 2004.
[54] Ebenda.
[55] Jänicke, C./Grünwald, J.: *Alternativ heilen: Kompetenter Rat aus Wissenschaft und Praxis – Methoden, Anwendungen,*

V. Schluss

Die westliche Medizin hat sich im Laufe der letzten Jahre immer mehr spezialisiert. Diese Spezialisierung ermöglicht unter anderem eine zunehmend exaktere Methodik in Bezug auf Analyse und Diagnose einzelner Symptome anhand apparativer Diagnostik sowie eine stetig ansteigende Auswahl an Medikamenten und operativer Eingriffsmöglichkeiten. Allerdings wird in der klassischen Schulmedizin häufig außer Acht gelassen, dass ein Patient ganzheitlich betrachtet werden sollte. Der Mensch besteht nicht nur aus Psyche und Körper, sondern auch aus Physiologie und Emotion. Auch diese Aspekte müssen bedacht werden. Ein wirkungsvolles und erprobtes System ist derzeit nicht gegeben. Die TCM hingegen bietet Klarheit sowohl bei der Diagnoseerstellung als auch der Therapie, da sie dank ihrer jahrtausendlange Erfahrung im Umgang mit medizinischer Praxis eine ideale Grundlage für ganzheitlich orientierte Medizin bietet. Diese sich von der westlichen Perspektive auf das Krankenbild eines Patienten differenzierende Sichtweise stellt die Einzigartigkeit der TCM dar. Sie bedient sich regulativer Therapieverfahren um die Psyche und den Körper durch spezifische Reize zu ihren Heilungskräften anzuregen. Die traditionelle westliche Medizin strebt hingegen durch Gebrauch von medikamentöser Behandlung vor allem die Unterdrückung von Symptomen an. Im Hinblick auf Operationstechniken ist die klassische Schulmedizin sehr erfolgreich, während alternativ-medizinische Methoden wie die TCM darauf abzielen, dass der Patient sich von innen und außen gesund fühlen indem „die Mitte gestärkt" wird.

Die Medizin ist eine Wissenschaft, die sich parallel zu gesellschaftlichen, historischen und sozialen Umbrüchen verändert. So wurden auch in den letzten Jahren alternativ-medizinische Behandlungen verstärkt in Anspruch genommen, da die Gesellschaft sich zunehmend verändert hat hinsichtlich der tagtäglichen Begegnung verschiedener Kulturen. So konnten auch Heilende aus anderen Kulturen ihr medizinisches Wissen in die des Westens miteinbringen. Eine erstrebenswerte Entwicklung der klassischen Schulmedizin wäre, wenn sie in Zukunft ein Verständnis dafür entfalten könnte, dass der Mensch seine eigene Heilkraft und Heildynamik besitzt - ähnlich der Ansichten der TCM -, selbst, wenn diese nicht kurzerhand in wissenschaftlichen Studien erkannt und nachgewiesen werden können. Ebenso wünschenswert wäre es, wenn die traditionelle westliche Medizin Symptome nicht weiterhin unterdrücken, sondern vielmehr die einzelnen Zusammenhänge zwischen diesen erkennen und gezielt heilen würde.

Selbstbehandlung. München, GU Verlag, 2006, S. 681 ff.

Abbildungen

Abb. 1: Fallstrukturierung: Verwendung der ICF-Komponenten

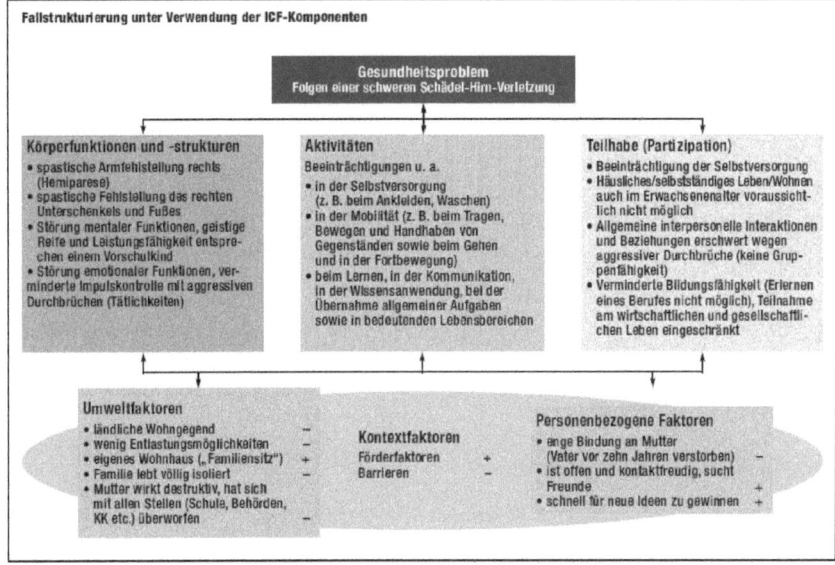

Quelle: Fallstrukturierung unter Verwendung der ICF-Komponenten.

Abb. 2: Das Biomedizinische und Biopsychosoziale Krankheitsmodell

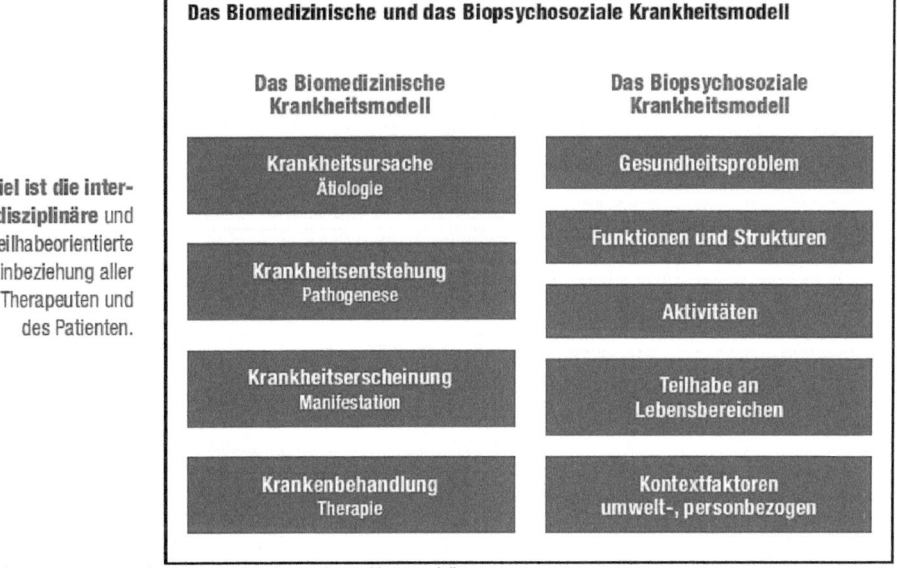

Quelle: Das Biomedizinische und das Biopsychosoziale Krankheitsmodell.

Abb. 3: Therapieverfahren der Traditionellen Chinesischen Medizin und der Ayurveda Medizin im Vergleich

Therapieverfahren der TCM	Therapieverfahren der Ayurveda[56] Medizin[57]
1. Ernährungsmedizin*[58]	1. Ernährungsmedizin
2. gesunde Lebensführung in Einklang mit den Elementen	2. Gesunde Lebensführung in Einklang mit den Rhythmen der Natur
3. Arzneimitteltherapie	3. Arztneimitteltherapie
4. Manuelle Therapie	4. Manuelle Therapie
5. Akupunktur und Moxibustion	5. Ausleitungsverfahren
6. Bewegungstherapie: Chi-Gong, Tai-Chi	6. Chirurgische Maßnahmen
7. Meditation	7. Geistige Heilkunde inklusive Meditation
	8. Spirituelle Heil- und Ritualkunde

Quelle: eigene Darstellung.

Abb. 4: Fünf Wandlungsphasen/Elemente in den Geschmacksrichtungen nach der Lehre des Ayurveda[59]

Elemente	Reiz	Wirkung	Auswirkung auf den Körper
Holz	sauer	zusammenziehend	erzeugt Ansammlung von Säften
Feuer	bitter	trocknet aus	erzeugt Hitze
Erde	süß	befeuchtet und entspannt	erzeugt Schleim
Metall	scharf	zerstreuend und schweißtreibend	erzeugt Trockenheit
Wasser	salzig	aufweichend und schleimlösend	erzeugt Kälte

Quelle: eigene Darstellung.

---

[56] Ranade, S.: Ayurveda: Wesen und Methodik. Stuttgart, Karl F. Haug Verlag, 2. Auflage, 2004.
[57] Körperlich, geistig und spirituell.
[58] richtet sich nach der Fünf-Elemente-Lehre, die alle Nahrungsmittel und Getränke entsprechend der Elemente und ihren thermischen Bereichen klassifiziert. (Vgl. S. 18, Abb. 4: Fünf Wandlungsphasen/Elemente in den Geschmäckern nach der Lehre des Ayurveda) Diese entfalten laut der TCM eine bestimmte Wirkung auf die Organe und unterstützen dabei ihre Funktion.
[59] Gupta, S. N./ Stapelfeldt, E.: Praxis Ayurveda-Medizin: kÁya-cikitsÁ – Therapiekonzepte für innere Erkrankungen. Stuttgart, Karl F. Haug Verlag, 2009, S. 10/12.

<u>Abb. 5:</u> Fünf-Elemente-Lehre nach der TCM[60]

Element	Jahreszeit	Klima	Farbe	Prinzip	Yin-Organ[61]	Yang-Organ
Holz	Frühling	Wind	grün	Geburt	Leber	Gallenblase
Feuer	Sommer	Hitze	rot	Wachstum	Herz	Dünndarm
Erde	Ende einer Jahreszeit	Feuchtigkeit	gelb	Transformation	Milz	Magen
Metall	Herbst	Trockenheit	weiß	Ernte	Lunge	Dickdarm
Wasser	Winter	Kälte	schwarz	Speicherung	Niere	Blase

Quelle: eigene Darstellung.

<u>Abb. 6:</u> Die fünf Grundregeln von Yin und Yang[62]

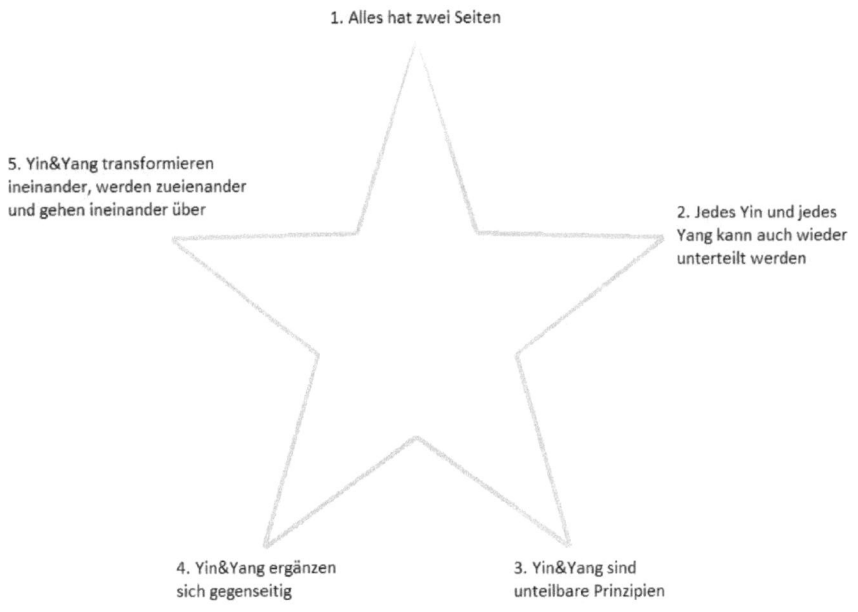

1. Alles hat zwei Seiten

5. Yin&Yang transformieren ineinander, werden zueienander und gehen ineinander über

2. Jedes Yin und jedes Yang kann auch wieder unterteilt werden

4. Yin&Yang ergänzen sich gegenseitig

3. Yin&Yang sind unteilbare Prinzipien

Quelle: eigene Darstellung.

---

[60] Greten, H. J.: Kursbuch traditionelle chinesische Medizin: TCM richtig verstehen und anwenden. Stuttgart/New York, Georg Thieme Verlag, 2. Auflage, 2007, S. 34ff.

[61] Yin-Organe sind nicht „Organe" im Sinne der westlichen Medizin: Die Leber weist hier nicht etwa auf ein Entgiftungsorgan im rechten Oberbauch. Vielmehr handelt es sich um den reibungslosen Lauf des Qi. (Vgl. S. 10, *Qi*)

[62] Greten, H. J.: Kursbuch traditionelle chinesische Medizin: TCM richtig verstehen und anwenden. Stuttgart/New York, Georg Thieme Verlag, 2. Auflage, 2007, S. 33.

Abb. 7: Alternativmedizin: ein kurzer Überblick

Alternative Heilmethode (1)	Kurze Erklärung (1)
TCM*	Die Wurzeln der TCM reichen über 2000 Jahre zurück. In China ist sie ein wichtiger Bestandteil der Medizin und wird heute noch angewendet. Mittlerweile wird die TCM auch im Westen zunehmen praktiziert.[63]
Aromatherapie	Der Einsatz der Heilkraft von ätherischen Ölen wurde erst im 20. Jahrhundert durch den französischen Arzt Jean Valnet wiederentdeckt. Dieser veröffentlichte 1964 das erste medizinische Buch zur Aromatherapie. Anwendungsbeispiel: bei Verspannungen oder Krämpfe mit heißen Kompressen.[64]
Ayurveda*	Gängige Praxis in Indien bei Erkrankungen. Die ältesten Zeugnisse sind rund 5000 Jahre alt. Ayurveda ist ein Begriff aus dem Sanskrit und bedeutet übersetzt „Wissen (Veda) des Lebens (Ayus)".[65] Inzwischen wird Ayurveda auch im Westen immer häufiger angewendet z.B. bei chronischen Erkrankung wie Arthrose oder Rheuma.
Bachblütentherapie	Diese Therapie geht davon aus, dass psychische Ursachen für körperliche Krankheiten verantwortlich sind. Der Gründer der Bachblütentherapie war der englische Arzt Edward Bach in den 1930er Jahren. Er entwickelte ein System aus 38 Seelenzustände denen er jeweils eine bestimmte Pflanze/Quellwasser zuordnete.[66] Anwendungsbeispiel: in großen Stresssituationen vor z.B. einer Prüfung.
Farbtherapie	Die Farbtherapie geht davon aus, dass jede Farbe in einer bestimmten Wellenlänge und Energie schwingt. Diese Schwingungen können sich auf den menschlichen Körper übertragen um somit, zu einer Harmonisierung von Körper, Geist und Seele zu führen.[67]
Homöopathie	Sie soll die Selbstheilungskräfte des Körpers durch hochverdünnte Wirkstoffe stimulieren, nach dem Ähnlichkeitsprinzip. Dieses besagt, dass eine Substanz die bei einem gesunden Menschen bestimmte Symptome hervorruft die gleichen Beschwerden bei einem Kranken lindern kann.[68]
Kinesiologie	Hierbei wird davon ausgegangen, dass sowohl körperliche als auch seelische Probleme durch einen gestörten Energiefluss im Körper entstehen. Dank der Kinesiologie sollen Blockaden und Stressreaktionen abgebaut, Potentiale gefördert und das Wohlergehen, die Gesundheit, Leistungsfähigkeit und Lebensqualität verbessert werden. Kinesiologen arbeiten ferner mit dem Energiemodell der chinesischen Akupunktur.[69]

---

[63] Jänicke, C./ Grünwald, J.: *Alternativ heilen: Kompetenter Rat aus Wissenschaft und Praxis – Methoden, Anwendungen, Selbstbehandlung.* München, GU Verlag, 2006, S. 167
[64] Ebenda, S. 504.
[65] Ebenda, S. 79.
[66] Ebenda, S. 247.
[67] Ebenda, S. 254.
[68] Ebenda, S. 114.
[69] Ebenda, S. 256.

Alternative Heilmethode (2)	Kurze Erklärung (2)
Magnetfeldtherapie	Diese stützt sich auf die Annahme, dass Zellen eines Körpers durch elektromagnetische Impulse beeinflussbar sind. Zum Einsatz kommen statische oder pulsierende Therapien.[70] Anwendungsbeispiel: Arthritis, Rückenschmerzen, Durchblutungsstörungen oder Stresszustände.
Osteopathie	Die Osteopathie geht davon aus, dass Symptomäußerungen nicht die Ursache des Problems sind. So können starke, anhaltende Kopfschmerzen auf das Verrutschen des Atlas deuten, der durch eine schiefe Wirbelsäule (Skoliose) verursacht wurde, welche zurückzuführen ist auf eine schiefe Beckenhaltung, die wiederum zwei unterschiedlich lange Beine ausgleicht. Der Osteopath behandelt in erster Linie die schiefe Körperhaltung und nicht die Kopfschmerzen, da diese nur ein Symptom sind.[71]
Schüßler Salze	Eigenes Heilmittelkonzept des deutschen Arztes Wilhelm H. Schüßler der ursprünglich die homöopathische Behandlung vereinfachen wollte.[72]

Quelle: eigene Darstellung.

Abb. 8: Anwendung im Westen der traditionellen chinesischen Medizin

Anwendung der TCM (1)	Kurze Erklärung (1)
Akupressur	Die Akupressur ist eine Form der Akupunktur bei der, meist durch Fingerspitzen, Druck auf Punkte ausgeübt wird. Wie auch bei der Akupunktur basiert sie auf der Vorstellung, dass die Lebensenergie (Chi) über ein Netzwerk von Leitbahnen (Meridianen) durch den Körper strömt. Über diese Meridiane sind auch die Organe miteinander verbunden.[73]
Akupunktur	Die Therapie erfolgt mithilfe von Nadeln.[74]

---

[70] Ebenda, S. 260.
[71] Jänicke, C./ Grünwald, J.: *Alternativ heilen: Kompetenter Rat aus Wissenschaft und Praxis – Methoden, Anwendungen, Selbstbehandlung*. München, GU Verlag, 2006, S. 296.
[72] Ebenda, S. 52.
[73] Fux, C.: „Akupressur". In: Arbeitsgemeinschaft für Klassische Akupunktur und Traditionelle Chinesische Medizin e.V. (Hg). 2013.
[74] Jänicke, C./ Grünwald, J.: *Alternativ heilen: Kompetenter Rat aus Wissenschaft und Praxis – Methoden, Anwendungen, Selbstbehandlung*. München, GU Verlag, 2006, S. 439.

Anwendung der TCM (2)	Kurze Erklärung (2)
Arzneimitteltherapie	TCM-Ärzte verwenden vorwiegend Heilpflanzen zum Therapieren. Die Heilkräuter werden nach speziellen Kriterien Unterschieden und werden sowohl zur Vorbeugung von Krankheiten als auch bei akuten oder chronischen Beschwerden eingesetzt. Jeder Patient erhält ein individuell angefertigtes Rezept das auf ihn zugeschnitten ist.[75] Einsatz von: Heilpflanzen (Blätter, Blüten, Wurzeln, Rinden, Pilze), mineralische oder tierische Substanzen (z.B. Muschelschalen). Beispiel: Verwendung von Ginseng zur Stärkung des Immunsystems.
Moxibustion	Erwärmung von Akupunkturpunkte.[76]
Tuina	Massagetechnik, ähnliche der Akupressur.[77]
Yin&Yang	Sind beide im Gleichgewicht, ist der Mensch gesund. Krankheiten treten dann auf, wenn das Zusammenspiel der beiden Pole aus dem Takt gerät. TCM-Ärzte sprechen von „Yin-Yang-Disharmonien" und versuchen diese zu beheben.[78]
Qi	Mit dem Qi (Lebensenergie) sind die beiden Komponenten Shen (Geist/Seele) und Jing (Lebensessenz) eng verbunden. TCM-Ärzte sprechen von Leber-Qi, Herz-Qi, aufsteigendem Qi oder Qi-Schwäche.[79]
Meridiane	Verkehrsnetz durch die das Qi den Körper durchläuft. Die Meridiane sind jedoch nicht mit den Blutbahnen gleichzusetzen. Vielmehr handelt es sich um ein System, das die Organfunktionskreise, das Blut (Xue), das Qi, die Körpersäfte und das Jing verbindet.[80]
Qui-Gong	Atemübungen.[81]
Tai-Chi	Entspannungsübungen.[82]

Quelle: eigene Darstellung.

---

[75] Ebenda, S. 134 ff.
[76] Ebenda, S. 439 ff.
[77] Fux, C.: „Akupressur". In: Arbeitsgemeinschaft für Klassische Akupunktur und Traditionelle Chinesische Medizin e.V. (Hg). 2013.
[78] Jänicke, C./ Grünwald, J.: *Alternativ heilen: Kompetenter Rat aus Wissenschaft und Praxis – Methoden, Anwendungen, Selbstbehandlung*. München, GU Verlag, 2006, S. 167 ff.
[79] Ebenda, S. 169.
[80] Ebenda, S. 169-170.
[81] Ebenda, S. 273 ff.
[82] Ebenda, S. 274.

Literaturverzeichnis

Antonovsky, A.: „Gesundheitsforschung versus Krankheitsforschung". In: Franke, A./Broda, M. (Hg): *Psychosomatische Gesundheit. Versuch einer Abkehr vom Pathogenese Konzept.* Tübingen (DGVT), 1993.

Ärzte Zeitung online (Hg.): „TCM-Ärzte empört über Akupunktur als *immaterielles Weltkulturerbe".* 03.01.2011. https://www.aerztezeitung.de/praxis_wirtschaft/igel/article/635179/tcm-aerzte-empoert-akupunktur-immaterielles-weltkulturerbe.html [Stand: 06.11.2017]

Bengel, J.: Was erhält den Menschen gesund? Antonovskys Modell der Salutogenese – Diskussionsstandart und Stellenwert. Köln, BZgA, 2001, Band 6.

Blättner, B./Waller, H.: *Gesundheitswissenschaften: Eine Einführung in die Grundlagen, Theorie und Anwendung.* Stuttgart, Kohlhammer Verlag, 2011, 5. Auflage.

Broy, J.: *Die biochemische Heilmethode Dr. med. Wilhelm Schüßlers.* Augsburg, Foitzick-Verlag, 3. Aufl., 2009.

Bundesministerium für Gesundheit: „Aufgaben und Organisation der GKV". 2017.

Das Biomedizinische und das Biopsychosoziale Krankheitsmodell. In: „Krankheitsmodell für die Versorgung im 21. Jahrhundert: Psychosoziales Umfeld einbeziehen", Deutsches Ärzteblatt, 2017; 114(10): A-465 / B-403 / C-393. https://www.aerzteblatt.de/callback/image.asp?id=79910 [Stand: 05.10.2017]

Deutsches Institut für Medizinische Dokumentation und Information (Hg.): *ICF. Internationale Klassifikation der Funktionsfähigkeit, Behinderung und Gesundheit.* Neu-Isenburg, 2005, MMI.

Die Techniker (Hg)· *Entspann dich, Deutschland: TK-Stressstudie 2016.* 2016, Hamburg, 101142 10/2016.

Erklärung von Alma-Ata, 1948. http://www.euro.who.int/de/publications/policy-documents/declaration-of-alma-ata,-1978 [Stand: 10.12.2017]

Fallstrukturierung unter Verwendung der ICF-Komponenten. In: „Krankheitsmodell für die Versorgung im 21. Jahrhundert: Psychosoziales Umfeld einbeziehen", Deutsches Ärzteblatt, 2017; 114(10): A-465 / B-403 / C-393. https://www.aerzteblatt.de/callback/image.asp?id=79910 [Stand: 05.10.2017]

Fux, C.: „Akupressur". In: Arbeitsgemeinschaft für Klassische Akupunktur und Traditionelle Chinesische Medizin e.V. (Hg.), 2013. www.agtcm.de [Stand: 21.12.2017]

Gupta, S. N./ Stapelfeldt, E.: *Praxis Ayurveda-Medizin: kÁya-cikitsÁ – Therapiekonzepte für innere Erkrankungen.* Stuttgart, Karl F. Haug Verlag, 2009.

Greten, H. J.: *Kursbuch traditionelle chinesische Medizin: TCM richtig verstehen und anwenden.* Stuttgart/New York, Georg Thieme Verlag, 2. Auflage, 2007.

Kolip, P: *Gesundheitswissenschaften: Eine Einführung.* Weinheim, 2002, 1. Auflage.

Helman, CG.: "Disease versus illness in general practise". In: *Journal of the Royal College of General Practitioners*. London, 1981, S. 548-552.
https://www.ncbi.nlm.nih.gov/pmc/articles/PMC1972172/?page=1 [Stand: 05.12.2017]

Hurrelmann, K.: *Gesundheitssoziologie: Eine Einführung in sozialwissenschaftliche Theorien von Krankheitsprävention und Gesundheitsförderung.* Weinheim/München, 2003, 5. Auflage.

Jancik, J.M.: „Krankheit und der Weg aus der Krankheit". In: Betriebliches Gesundheitsmanagement. Wiesbaden, Gabler Verlag, 2002.

Jänicke, C./ Grünwald, J.: *Alternativ heilen: Kompetenter Rat aus Wissenschaft und Praxis – Methoden, Anwendungen, Selbstbehandlung.* München, GU Verlag, 2006.

Lown, B.: *Die verlorene Kunst des Heilens.* Stuttgart, Schattauer, 2. Ausgabe, 2004.

Morgenstern, U./Kraft, M. (Hg.): „Entwicklungstendenzen der Biomedizinischen Technik". In: *Biomedizinische Technik -Faszination, Einführung, Überblick.* Berlin, Walter de Gruyter, 2014, Band 1.

Parsons, T.: "Definition von Gesundheit und Krankheit im Lichte der Wertbegriffe und der sozialen Struktur Amerikas". In: Mitscherlich, A./ Brocher, T./ von Mehring, O./ Horn, K. (Hrsg.): *Der Kranke in der modernen Gesellschaft.* Frankfurt a.M., 1984, S. 57-58.

Pauls, H.: „Das biopsychosoziale Modell – Herkunft und Aktualität Resonanzen". In: Resonanzen-Journal (Hg.): *E-Journal für Biopsychosoziale Dialoge in Psychotherapie, Supervision und Beratung.* Coburg, 01/2013, S. 15-27.
http://www.resonanzen-journal.org [Stand: 13.12.2017]

Ranade, S.: *Ayurveda: Wesen und Methodik.* Stuttgart, Karl F. Haug Verlag, 2. Auflage, 2004.

Schrott, E./ Schachinger, W.: *Handbuch Ayurveda: Grundlagen und Anwendungen: die traditionelle indische Heilweise umfassend und praxisnah erklärt.* Stuttgart, Karl F. Haug Verlag in MVS Medizinverlage GmbH&Co. KG, 2005.

Springer Gabler Verlag (Hg.), Gabler Wirtschaftslexikon, Stichwort: „Krankheit".
http://wirtschaftslexikon.gabler.de/Archiv/11636/krankheit-v15.html [Stand: 12.12.2017]

Springer Gabler Verlag (Herausgeber), Gabler Wirtschaftslexikon, Stichwort: „Subkultur".
http://wirtschaftslexikon.gabler.de/Archiv/14588/subkultur-v6.html [Stand: 18.11.2017]

Techniker Krankenkasse (Hg.): „Alternativmedizin – was ist das eigentlich?". 09.10.2017.
https://www.tk.de/techniker/service/gesundheit-und-medizin/behandlungen-und-medizin/alternativ-heilen/alternativmedizin-was-ist-das-eigentlich-2016234 [Stand: 19.12.2017]

Troschke, J. v.: „Prävention und Gesundheitsförderung: Synonyme, Ergänzungen oder unterschiedliche Paradigmen?" In: Troschke, J. v. u.a. (Hg.): *Die Bedeutung der Ottawa Charta für die Entwicklung einer Public Health in Deutschland.* Freiburg, druckwerkstatt-im-grün, 1996, S. 104-119.

Tuschinsky, C.: „Warum Gesundheit und Kultur?". In: *Der Mensch 44.* 2012, S. 7-14.

UNESCO (Hg.): „Acupuncture and moxibustion of traditional Chinese medicine". 2010.
https://ich.unesco.org/en/RL/acupuncture-and-moxibustion-of-traditional-chinese-medicine-00425 [Stand: 26.12.2017]

BEI GRIN MACHT SICH IHR WISSEN BEZAHLT

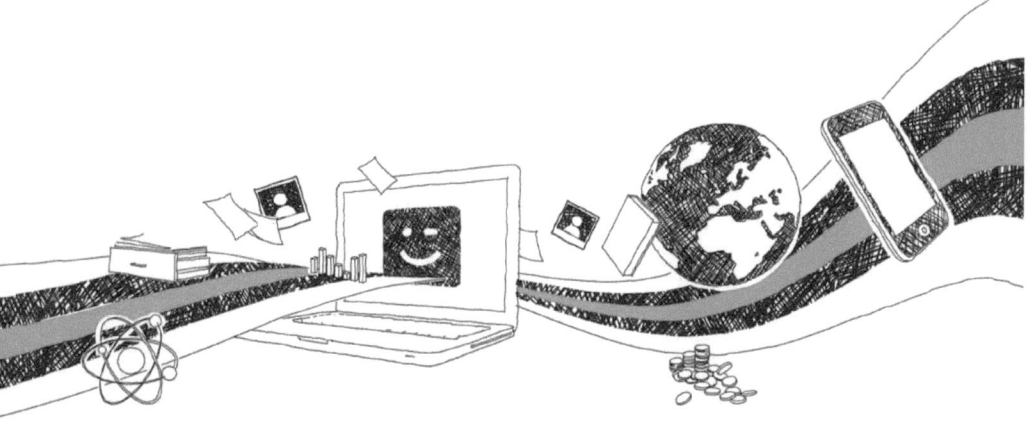

- Wir veröffentlichen Ihre Hausarbeit, Bachelor- und Masterarbeit

- Ihr eigenes eBook und Buch - weltweit in allen wichtigen Shops

- Verdienen Sie an jedem Verkauf

Jetzt bei www.GRIN.com hochladen und kostenlos publizieren

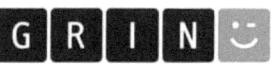